Une pensée inaltérable à ma mère.

Table des matières

Prologue

1. Donner et recevoir

2. Ouragan

3. Concert et Calvaire

4. Guérison

5. Cauchemars

6. Contact

7. Himalaya

8. Infirmières et femme de chambre

9. Jeu de sept familles

10. La maison me manque

11. Sortie de l'hôpital

12. Les anges

13. La mort

14. Le cœur

15. Éveil

Epilogue

Prologue

Mo Lan, une jeune femme chinoise de 40 ans, subit une opération lourde dans un hôpital français. Elle découvre le monde médical où la vie et la mort se côtoient et peuvent passer de l'une à l'autre si facilement.

À travers son regard perçant et ses émotions à fleur de peau, elle dévoile la profondeur de son esprit et la fragilité de la condition humaine.

Toutes les personnes qui passent dans sa chambre de l'hôpital : médecins, infirmières, brancardiers, femme de chambre, aides soignants, visiteurs, coiffeuse de l'hôpital, son mari, son fils et d'autres malades lui apportent des tendresses mais aussi provoquent des reproches.

Un témoignage authentique d'un chemin de guérison.

1. Donner et recevoir

Marie-France, quand vous tendez les bras vers moi pour m'embrasser, mes larmes me montent aux yeux inconsciemment. Ce geste ouvert, accueillant et sincère m'émeut profondément. Marie-France, ce prénom m'envoie immédiatement l'image de la vierge Marie et celle de la Marianne, deux figures symboliques de la France.

Hier, c'était notre 9ᵉ anniversaire de mariage. Olivier m'a offert une bague, un rubis ovale serti de petits diamants. Ce rubis rouge vermeil est magnifique. Il faut attendre que je sois guérie pour le mettre autour de mon doigt. Aucun bijou n'est autorisé pour une personne qui vient d'être opérée à cœur ouvert. Au fond de mon cœur, Oliver est le plus beau cadeau que je possède depuis notre rencontre. En contemplant ce petit bijou, aussitôt, je plonge silencieusement dans une mer profonde et silencieuse, bercée par le va-et-vient des vagues.

Que s'est-il passé après mon opération ? Je sens une douleur intense au milieu de ma poitrine. Je ferme mes yeux en priant que je sois sur le bon chemin vers la guérison. Alors mon corps faible sans force est cloué au lit. Ah ! ma tête, elle est lourde comme un bloc de plomb impénétrable.

J'ouvre les yeux et regarde vers le haut comme pour contempler Dieu qui trône dans le ciel. Chaque fois quand ma tête s'incline vers le bas, je me sens perdre l'équilibre.

Quand Marie-France m'aide à me lever du lit la première fois après l'opération, elle dit : « Ouvrez vos yeux vers le haut. » En effet, le haut symbolise l'espoir et la guérison.

Partout des tracés étranges et des lignes sinueuses apparaissent au plafond de la chambre quand j'y fixe mon regard. Elles ressemblent aux caractères chinois primitifs qui bougent, s'entremêlent, et se transforment en veines et tissus organiques, et de temps à autres, ils deviennent des organes humains.

Après le déjeuner, j'ai très envie d'aller à la selle. Je parviens difficilement à la cabine de la chambre. Assise péniblement sur la cuvette, je n'ai pas de force. En peu de temps, la selle sort avec une odeur inhabituelle. Je me sens enfin soulagée, je pose ma tête sur mon bras droit tout en tenant la chaise qui est tout près du lavabo. En fermant les yeux, je distingue le portrait du docteur Gachet peint par Van Gogh. Il est assis près d'une table avec la tête penchée et appuyée sur son bras droit. Son regard pensif, dans le vide, sous des paupières épaisses et tombantes, il transmet une incompréhension et un soupir. J'ai l'impression qu'il me regarde comme sa patiente.

Pendant cette consultation imaginaire avec le docteur Gachet, Céline, infirmière stagiaire toute jeune, entre dans ma chambre pour mesurer le niveau du sac de bile de mon foie. Je profite de sa présence pour annoncer la bonne nouvelle. Elle est enthousiaste et demande : « Est-ce que je peux regarder ? ». Elle repart en courant pour faire venir une autre infirmière stagiaire, Emily. Toutes les deux arrivent promptement comme des jeunes adolescentes curieuses et hâtent de scruter le mystère. La selle présente une couleur vert claire comme les haricots verts. Quelle beauté de la nature ! Je me dis : « Dieu merci, je suis sur le bon chemin. »

Je retourne dans mon lit. Allongée, les yeux fermés, je revois des images rouges hybrides qui se tortillent lentement. Les lignes forment des veines qui se croisent, de plus en plus serrées. Le plafond s'éclaircit graduellement avec des fils de soie jaune claire comme des reflets de lumière sur une nappe d'eau légèrement mouvementée. En ouvrant les yeux, à travers la fenêtre de la chambre, je vois le ciel bleu avec des nuages moutonnés qui se déplacent silencieusement en apesanteur. Où vont-ils ? Un avion traverse sans bruit la masse de cotons flottants. La traînée blanche de la vapeur de ce gros engin trace une ligne toute droite sans hésitation.

Le mur de la chambre est en bois de chêne. Je referme mes yeux. Je vois les nœuds et les veines de bois. Au premier plan, des lignes sinueuses craquelées se balancent, s'entremêlent, se détachent, se croisent avec une vitesse plus ou moins rapide. La couleur est tantôt rouge tantôt noire. Les lignes craquelées s'agitent, s'enchaînent, puis s'étiolent.

Stéphanie rentre dans ma chambre, une infirmière grande et rousse. Elle a l'air moqueuse. « Vous êtes anxieuse, n'est-ce pas ? » me demande-t-elle. « Oui. » Je réponds avec une force inerte et hésitante. Elle se tourne vers ma voisine, avec une voix douce comme le miel : « Alors, ma petite Lydia, tu vas mieux ? » Lydia répond : « Oui, excusez-moi. » Je ne sais pas pourquoi depuis quelque temps, Lydia répond systématiquement à toutes les infirmières avec cette expression : « Excusez-moi ! » Stéphanie réplique immédiatement : « Mais, il n'y a pas de quoi. » Elle ressort de la chambre aussi sec.

2. Ouragan

Hier soir, j'ai entendu à la radio l'annonce d'un ouragan qui a traversé la Gironde. La région de Biscarrosse a subi de forts dégâts : 5 morts, 8 blessés, nombreux arbres arrachés, campings dévastés par la tempête. Justement, je connais cette région l'année dernière, nous y avons passé les vacances d'été en famille près d'un lac magnifique bordé de pins.

Il est 16 heures. J'ai des grenouilles dans le ventre. Heureusement, j'ai gardé quelques abricots du midi. Je suis contente de pouvoir satisfaire mes besoins sans demander d'aide à personne. Une sorte de fierté de pouvoir assurer son autonomie. C'est Olivier qui m'a dit de garder les fruits pour le goûter et de laisser quelques papiers sur la table en cas de besoin. Il a raison. Dans la vie, il faut prévoir le besoin et la pénurie comme les fourmis même pour les choses les plus insignifiantes.

Je ne peux pas encore me déplacer toute seule. Un drain est posé à ma taille pour collecter le sang vers une grosse bouteille en plastique disposée au pied du lit. Ce matin, les infirmières m'ont dit de la garder près de moi. Ils vont faire une analyse. En pensant au drainage du sang, une conversation avec Olivier me fait sourire. Je dis à Olivier : « J'ai des durits partout. » Olivier répond en rigolant : « Durits ? ce sont les tuyaux pour la voiture. » Agacée, je rétorque : « Mais non, ce sont les trains. » Olivier éclate de rire : « Je pense que tu veux dire les drains. » Cette correction ne me fait pas très plaisir. Je reconnais que je mélange toujours le « T » et le « D ». Je suis exaspérée en pensant que je n'arriverai jamais à prononcer correctement ces deux consonnes de la langue française.

Après le goûter, je n'ai rien d'autres à faire que de m'allonger sur le lit. Aussitôt en fermant mes yeux, des petites bêtes noires surgissent de trous sableux comme d'une fourmilière ayant reçue un coup d'assaut. Cela me rappelle une promenade en famille en été dernier aux Alpes. Clément avait 7 ans. Il n'aimait pas trop la marche. La seule chose qui l'amusait, c'était de trouver un gros bâton et de taper sur les buissons au bord du sentier. Par chance, apercevant une fourmilière, il sursauta de joie et donna un coup de bâton sur la pyramide en paille, comme le ferait un soldat féroce qui attaque son ennemi avec un coup de fusil. Les pauvres fourmis en panique s'affolèrent de partout. Leur pyramide construite, paille après paille, s'écroula en deux secondes. Pourquoi les enfants de cet âge se comportent comme des êtres sans pitié. ? Il a envie d'une chose, il la prend. Il a envie de frapper, il frappe. Il est pulsionnel.

Ma voisine Lydia est revenue dans notre chambre hier soir après son opération. Elle a de la chance d'avoir Murielle comme infirmière de nuit. Elle est douce et patiente. Dès son retour dans la chambre, Murielle est venue la voir pour savoir si tout allait bien. Lydia lui a posée une série de questions et surtout, elle s'est plainte de démangeaisons sur son corps. Murielle a fait tout ce qu'elle pouvait pour la rassurer. Durant toute la nuit, Lydia répétait sans cesse : « J'ai envie de faire pipi. », bien que Murielle lui ait déjà expliqué plusieurs fois qu'on lui a posé une sonde urinaire.

Sans savoir pourquoi, quand Lydia s'est installée dans ma chambre, je n'ai pas ressenti une bonne impression sur elle. Elle a un physique et un regard de serpent. Elle se déplace lentement, doucement et silencieusement. Ses gestes et ses regards sont précis. J'ai remarqué qu'elle possède une très bonne mémoire des prénoms. Notamment, elle est capable de se rappeler de mon prénom asiatique alors que la plupart de mes collègues ne savent pas comment le prononcer. Ils préfèrent m'appeler Madame Pinson, avec le nom de mon époux. Je le lui ai simplement énoncée qu'une seule fois. Elle m'appelle déjà par mon prénom. Cela nous a rapproché toute de suite. Un jour, elle m'a posé une question directe : « Mo Lan, que signifie ton prénom ? » Je lui explique : « Mo Lan, ça veut dire orchidée noire. » « Oh ! J'adore les orchidées, mais de couleur noire, je n'en ai jamais vue » murmure-t-elle. Je dis : « C'est vrai, les orchidées de couleur noire n'existent pas, mais les peintres chinois peignent souvent les fleurs en noire avec l'encre de Chine, notamment les orchidées. » Le sujet sur la peinture ne semble pas l'intéresser, elle détourne notre conversation : « Ah, oui ! J'adore la cuisine asiatique. »

Au bout de deux jours, j'ai remarqué qu'elle est obnubilée par la propreté. Elle nettoie sans cesse quelque chose. Le jour de son opération, j'ai aperçu un verre rempli d'eau contenant son dentier sur son chevet. Cela m'a intimidé de découvrir un objet si personnel devant mes yeux. C'est comme de dévoiler le secret d'une personne que je ne devrais pas connaître. Pourtant elle est jeune entre 35 et 40 ans. Elle m'a dit qu'elle a une fille de 6 ans. La première nuit après l'opération, elle a absolument voulu dormir avec sa chemise de nuit. Toute la nuit, elle s'est plainte de démangeaison.

Silencieusement, elle agit comme un serpent. Elle attaque sa proie avec précision et rapidité. Chaque fois, quand l'aide-soignante passe dans le couloir devant la porte de notre chambre, elle réussit toujours à obtenir un service : une bouteille d'eau minéral, car elle ne supporte pas l'eau du robinet, de sel, car les plats ne sont pas assez salés, un sachet de biscottes entre deux repas, quand elle a un petit creux. La première nuit quand elle est passée du brancard de l'opération à son lit de chambre, elle a déjà demandé : « Est-ce que je peux avoir un peu de jambon ? »

Je me rappelle, le troisième jour après mon opération, mon premier repas était un bol de thé. Il faisait chaud. Je n'avais pas du tout envie de manger. Lydia s'avançait lentement vers la boite de mouchoir qui était placée juste devant mon lit. Avec un regard indiscret sur ma table, elle demanda : « Il y a du thé, pourquoi vous ne buvez pas ? Prenez, il faut manger, il faut se battre pour guérir. » Malgré sa voix nonchalante et sèche, ses intentions me paraissent sympathiques et encourageantes.

Depuis deux jours, je souffre d'insomnie. Le docteur ne me prescrit plus de somnifère. Pendant ces deux nuits blanches, j'éprouve de terrible vertige, même quand je m'allonge dans le lit, j'ai l'impression que mon corps flotte dans l'espace, ma tête n'arrête pas de faire des siennes. Elle est remplie de mots, de phrases et de reproches. J'ai envie de hurler à certaines infirmières. Car elles ignorent les choses les plus banales et les plus insignifiantes, or elles sont vitales pour les malades.

Je crie intérieurement : « Aidez-moi à descendre du lit, donnez-moi la cuvette pour uriner, fermez le volet, changez le drap mouillé, aidez-moi à tourner mon dos, apportez-moi un verre d'eau… Oh, mon Dieu, où sont-elles les infirmières ? Personne n'est rentrée dans ma chambre pour m'aider ! » Oui, un verre d'eau. Je ne suis pas capable d'aller chercher un verre d'eau toute seule. J'ai besoin de quelqu'un pour m'aider à faire ces choses si banales et si insignifiantes. Ce ne sont pas des gestes importants pour la guérison, mais vitaux pour une malade clouée au lit avec des perfusions sur les bras et la sonde urinaire entre les jambes. Les malades hospitalisés sont dépourvus de toutes ces capacités simples, automatiques et naturelles. Nous sommes dépendants de tout, comme un bébé.

3. Calvaire et concert

Durant la nuit du 13 juillet, le 4ᵉ jour après l'opération, j'ai envie d'uriner. Je n'ai plus de sonde depuis le matin. Je préfère aller à la cabine plutôt que d'uriner dans la cuvette au lit. Car la position allongée pour uriner dans une cuvette est extrêmement pénible, en plus on se mouille toujours un peu. Au départ, je demande gentiment à l'infirmière de garde, Annabelle, de m'aider à me lever. Elle ne veut pas, car ce n'est pas mon tour. Elle répond que je dois patienter. Mais comment peut-elle demander à une malade de patienter alors que le besoin d'uriner est pressant. Je la supplie en disant que je me suis déjà levée pour la rassurer sur le fait que je suis capable de marcher sans problème. Simplement, j'ai besoin de quelqu'un pour m'aider à descendre et à porter le gros bidon de sang relié à un drain et les sacs de perfusion qui s'entremêlent au-dessus du lit. La cabine est juste à côté, cela ne lui prendra même pas 5 minutes. Elle comprend que je ne peux vraiment pas attendre. Enfin, elle acquiesce avec un air de mécontentement. Mon déplacement dure moins de trois minutes. Entrée dans la cabine, elle file aussi tôt. Je parviens à m'asseoir sur la cuvette avec mes deux mains et ma tête appuyés sur le chariot à roulette qui traîne tous les sacs de perfusion. L'urine s'évacue en vague. Je sens une brûlure. C'est désagréable, mais je suis contente, car je peux enfin faire une première chose par moi-même depuis l'opération. Cet acte d'autonomie est important. C'est à ce moment-là, que mon esprit combatif se réveille. Je commence à prier pour maintenir ma force intérieure. Physiquement, je suis tellement faible et invalide. Il faut que Dieu m'aide. Car je crains de ne pas y arriver.

Le soir du 14 juillet, jour de la fête nationale française. Il fait une canicule infernale. Avec 4 drains bardés de partout, une grande cicatrice sur la poitrine, je ne peux pas bouger d'un centimètre sur mon lit. La chaleur me donne des sueurs. Mon dos est mouillé jusqu'au tissu de carré bleu sous les fesses. Dehors, la puissance sonore insupportable du concert à la Bastille m'agace terriblement. La détonation du feu d'artifice accable mes oreilles. Je sens une gêne d'un des drains branchés sur mon corps. Des taches de sang mouillent le tissu bleu. J'appelle quelqu'un en appuyant sur le bouton d'urgence. Un long moment passe, Annabelle, l'infirmière de nuit entre dans la chambre, en voyant la situation, elle me dit qu'elle revient dans 2 minutes. Mais, elle ne réapparaît dans ma chambre qu'à 23 heures, soit deux heures après mon appel à l'aide.

Elle sent que je ne suis pas très contente de son indisponibilité. Dès qu'elle entre dans ma chambre, elle me reproche d'appeler à l'aide pour les choses peu importantes. Elle dit qu'elle a des patientes qui ont des problèmes de respiration. Oui, je veux bien croire qu'elle a des patientes plus urgentes que moi, mais pourquoi elle ne peut pas demander à une aide-soignante de passer me voir pour résoudre ce problème plus simple. Pendant deux heures, je suis clouée dans la douleur physique et l'angoisse psychologique, avec l'inquiétude d'être ignorée.

À l'aube, la lueur nocturne couvre encore tout le ciel. Toute la nuit, sans dormir. Le bruit du concert a cessé. Le silence règne dans tout l'hôpital, en tout cas, dans mon secteur. Personne ne passe dans le couloir. Je ferme mes yeux. Une ombre chinoise apparaît dans mon champ de vision, un village typiquement français avec un clocher d'église au centre. Le village est entouré de champs : quelques parcelles de vignes vertes en pentes, des champs de blé immenses. Ah ! c'est le village du cousin Julien. Quelle beauté ! J'éprouve, pour la première fois un sentiment d'affection pour cette terre étrangère que je connais depuis 15 ans. Pour la première fois, j'avoue sincèrement qu'elle est vraiment belle et que je l'apprécie du fond du cœur.

La scène de la communion religieuse de Louis, filleul d'Olivier, apparaît dans mon espace cérébral. Tous les jeunes d'environ 12 ans, vêtus en aube blanche, un collier de croix sur la poitrine, avancent tranquillement en traversant l'église. Ces jeunes, beaux et sereins, dégagent un air de gaieté dissimulée par une sorte de timidité et de crainte. L'église est illuminée par des bougies scintillantes de partout. La remise des bougies des parrains et marraines à leurs filleuls annonce le début de la cérémonie. Cette scène m'a beaucoup touchée. Je suis émue par ce symbole de passation d'une génération à une autre génération : la transmission des coutumes, d'une culture, d'une croyance, d'une tradition. Ces rites religieux sont conservés jusqu'à aujourd'hui comme tous les savoir-faire.

Mon esprit est revenu à l'hôpital. La silhouette de Professeur Tallec apparaît dans mon cerveau. Il est grand et majestueux. Les infirmiers disent qu'il partira bientôt à la retraite. Il assiste encore à certaines opérations pour transmettre son savoir-faire aux jeunes médecins apprentis. Je le compare au Dieu Sauveur. Je suppose qu'il a sauvé des milliers de personnes durant sa carrière de chirurgien. Oui, il sauve les hommes, comme Dieu. Je me rappelle le moment où la douleur de l'opération m'accablait, je vois la crucifixion du Christ avec une blessure au niveau de son foie, et quatre trous sur ses quatre membres. J'éprouve ces mêmes douleurs physiques en ce moment à l'hôpital. La crucifixion aide probablement l'homme à surmonter les douleurs les plus pénibles.

4. Cauchemars

Le Professeur Tallec est passé ce matin vers 10h30. J'étais malheureusement dans les toilettes au moment de son passage. À travers la porte de la cabine, il m'a demandé simplement « Est-ce que ça va ? » J'ai répondu : « Oui ! » Puis il est ressortit de ma chambre. Voilà, il est passé en un coup de vent. Je n'ai pu lui poser aucune question. Toutes mes inquiétudes, mes douleurs, mes émotions se sont envolées comme une fumée dans un coup de vent.

Après son passage, je me souviens d'un cauchemar qui m'a réveillée en pleine nuit. J'ai rêvé que je suis sur un grand immeuble moderne, un homme me demande de me déplacer, je recule de plus en plus vers l'extrémité de l'immeuble puis, je tombe. Mon corps chute vers le sol. Un homme en bas de l'immeuble me regarde avec frayeur ouvrant ses bras prêts à me recevoir. Nous nous heurtons. Je crie de douleur. Soudainement, une douleur à la poitrine me réveilla. Cette chute se répéta plusieurs fois dans la nuit. Ce cauchemar m'angoisse et m'empêche de fermer les yeux. Dès que je ferme les yeux, soit je me trouve dans un espace comprimé rempli de liquide rouge comme dans un océan profond bercé par des flots rouges, soit dans un espace noir où des bêtes sinueuses se transforment en multiples formes hybrides. Je vois les tissus de mon foie qui se craquent, se déchirent, se ferment. Le sang en jaillit. Quelques fois, la chambre se transforme en bloc opératoire. C'est moi qui suis sur la table d'opération. Position allongée, je vois des machines branchées et toutes sortes de tuyaux. D'autres machines équipées d'éclairages tournent autour de moi. Je me réveille avec un corps lourd comme du béton. Je sens que quelque chose ne va pas bien. Je suis fatiguée.

L'après-midi, l'infirmière est venue enlever toutes les poches et les tuyaux branchés sur moi. Je me sens à « moitié » libérée. L'infirmière s'appelle Lisa. Je la trouve intelligente et gentille. Mais elle n'est pas très sûre d'elle. Elle est infirmière seulement depuis un mois. Elle ne travaille pas vite, mais elle est minutieuse et posée. Cela rassure bien des malades. Mais au moment où elle retire le gros tuyau qui est branché sur mon rein droit, une douleur profonde me pique à cet endroit.

Ma tête tourne. Je me vois maigre, vraiment très maigre. J'ai perdu entre 8 et 10 kilos. Je me rappelle mon premier réveil après l'opération. J'avais mal, vraiment très mal. Je dis à Olivier : « Si j'avais su que l'opération était si lourde, je ne me serai pas fait opérer. » J'aurais préféré garder tous mes angiomes dans mon foie. Je me demande comment sortir de ce calvaire. Depuis la nuit de la dispute avec l'infirmière Annabelle, je me dis qu'il faut que je guérisse rapidement pour quitter ce lieu de souffrance.

5. Guérison

La relation avec Lydia a changé de température ce matin. Elle a l'air contente de savoir que je pourrai bientôt sortir de l'hôpital. Et moi, enthousiaste et en même temps perplexe sur cette prompte guérison. Je ne me sens pas suffisamment forte pour pouvoir retrouver toutes mes capacités. Ma poitrine sous pansement se réchauffe de plus en plus. La bande est de plus en plus serrée. Lydia me conseille d'aller dans une maison de repos. Elle m'assure que c'est un lieu très bénéfique pour retrouver la forme progressivement. Les personnels sont compétents, et notamment, on mange très bien dans ces maisons de repos. La conversation avec elle devient chaleureuse. Ses conseils me paraissent sincères. Nous parlons de nos problèmes de santé, des enfants, des signes astrologiques. Elle est balance et dragon feu. J'ai remarqué qu'elle a un petit livre sur son chevet. En effet c'est la Bible. J'ai l'impression qu'elle prie Dieu de temps en temps.

En effet, Lydia a déjà séjourné dans une maison de repos. J'ai compris que ce n'est pas la première fois qu'elle se fait opérer. C'est la deuxième opération dans cet hôpital. C'est la raison pour laquelle les infirmières semblent bien la connaître. À la fin de notre conversation, elle ajoute : « Je suis gentille de te donner toutes ces informations. Les gens d'aujourd'hui ne donnent pas souvent des informations. » De quelles informations veut-elle parler ? Peut-être, de la maison de repos. J'ai l'impression qu'elle attend un remerciement. Cela me gêne beaucoup. Je pense intérieurement : « Moi, j'ai rien demandé. »

Hier soir, avec Lydia, nous avons regardé ensemble l'émission Ko-Lanta. Lydia a bien orienté le choix pour regarder Ko-Lanta. J'ai l'impression qu'elle suit chaque épisode. Cela nous a bien occupé. Mais le temps semble toujours long après l'émission. Nous n'arrivions pas à dormir. Lydia se plaint de douleurs sur les fesses, et moi de douleurs persistantes sur mon rein droit. Heureusement, l'infirmière nous a donné un comprimé de somnifère à chacune. J'ai réussi à trouver le sommeil.

Je me réveille à 6h25 ce matin. La tête est toujours lourde. Pour l'instant, je peux descendre du lit toute seule, aller aux toilettes, ou aller fermer les fenêtres. J'espère que la guérison approche. Je me sens beaucoup plus optimiste. Mon esprit est plus clair et moins émotionnel. Vers 7h00, j'entends une infirmière qui sanglote dans le couloir. Peut-être qu'il y a des conflits entre les infirmières ou des problèmes avec des malades que j'ignore.

Je n'ai pas encore vu le Professeur Tallec depuis mon opération. J'ai envie de savoir comment est mon foie ? J'ai envie de revoir cet homme qui est surnommé par des médecins « un astre » ou « un requin ». Il est grand et mince. Pendant la première semaine difficile, je monologuais avec lui durant les nuits d'insomnies. Je lui parlais de mes souffrances, des doutes, des reproches et des infirmières de l'hôpital. Je lui disais que l'hôpital ne fonctionne pas de la même manière lorsqu'il fait sa tournée pour voir les patients. Le jour où il passe dans les chambres des patients, nous avons des croissants pour le petit déjeuner. Les infirmières passent dans les chambres des malades régulièrement sans avoir besoin d'appuyer sur le bouton d'appel. On nous aide pour la toilette avant le repas. Mais, malheureusement la plupart du temps, l'hôpital ne fonctionne pas comme cela.

La douleur diminue, les désagréments aussi. On oublie graduellement les choses qui sont graves et pénibles à vivre. C'est mon cas petit à petit. Finalement, notre défaillance à « mémoriser des choses » devient un médicament efficace pour la guérison. Ce n'est pas utile de garder des souvenirs douloureux. La douleur est quelque chose de difficile à mesurer et à quantifier. Souvent quand l'infirmière me pose la question : « Est-ce que vous avez des douleurs ? » Oui, bien sûr, mais ces douleurs sont tellement subjectives et relatives. Tous ces petits événements, je vais les oublier progressivement, ils deviendront insignifiants petit à petit.

Sabine, l'infirmière de ce matin est coiffée avec une queue de cheval. Maigre comme une tige, elle parle d'une voix nonchalante. Elle n'avance pas vite dans ses visites des chambres. Notamment, si des chambres ne sont pas sur sa liste, elle n'y passera pas. J'ai mis un peu de temps pour comprendre que le passage des infirmières dans les chambres est bien ordonné. Le matin, c'est la toilette et les soins si nécessaire, l'après-midi, la surveillance et le soir, la surveillance également. Cela veut dire qu'il n'y a pas de changement de pansement l'après-midi et le soir. Les infirmières sont surtout chargées de donner les médicaments, de faire des piqûres et de faire les frictions sur le dos des malades s'ils le demandent.

Durant le repas, hier soir, Olivier m'a raconté tous les actes chirurgicaux de l'opération par le Professeur Tallec. Il a enlevé deux tiers de mon foie et en a laissé une petite partie pour lui permettre de regrossir. Il a enlevé également la vésicule biliaire.

6. Contact

C'était hier, Olivier m'a proposée de descendre en bas de l'hôpital pour prendre un thé ensemble. Olivier veut que je marche pour renforcer mes jambes et notamment pour changer d'air. C'est la première fois que j'observe l'espace hors de ma chambre. Un couloir sombre, propre et silencieux. J'ai croisé seulement une dame et un monsieur. Ma chambre se situe presque au milieu du couloir, juste à côté de la grande salle des infirmières. En face de ma chambre, se trouve une salle où est entreposé du matériel médical. Dans le prolongement, se trouve la cuisine où l'on prépare les repas, un peu plus loin, une salle d'attente lumineuse près de la sortie de l'ascenseur. En passant, j'ai observé la manière de travailler des infirmières. L'une d'entre elles pousse un grand chariot chargé de médicaments et d'ustensile de soin. Elle le laisse toujours dans le couloir, puis elle entre dans une des chambres pour soigner les malades. Elle soigne les malades en suivant l'ordre des chambres. Je me dis que lorsqu'elle est en train de soigner quelqu'un, elle ne peut pas interrompre le soin pour un autre malade. Même pour une aide ponctuelle, même pour un simple pipi. Elles ne sont pas nombreuses. Il n'y a que deux infirmières et deux aides-soignantes pour notre étage.

Cela fait 11 jours depuis mon entrée à l'hôpital. Le médecin me réconforte sur mon rapide rétablissement. Car ce n'est pas une petite opération chirurgicale. Je pense que cette prompte guérison est motivée par une vive volonté de guérir rapidement. Je veux sortir de ce calvaire. Je me bats toutes les secondes pour être debout et quitter rapidement l'hôpital. Je pleure, et je commence à prier.

Ma voisine n'a pas du tout la même vision que moi. Elle me conseille d'insister pour rester encore une semaine à l'hôpital si je n'ai pas de place dans une maison de repos. Mais, je lui dis : « Non, s'il n'y a pas de place dans la maison de repos, je préfère rentrer chez moi. »

7.Himalaya

Ce soir, la télévision diffuse une très bonne émission sur Arte : À l'ombre de l'Himalaya. C'est un monde à part. Le paysage est tellement sublime, mais comment les hommes peuvent-ils vivre dans cet endroit avec si peu de moyen ? Le visage du moine tibétain avec sa peau tout craquelée comme un roc manifeste une force surnaturelle. Après l'émission, je me sens pitoyable. Comment puis-je me plaindre sur ma condition de soin alors que je suis entourée par des personnes professionnelles, compétentes, appareillée avec du matériel de soin des plus performants. Comment puis-je me comparer à ces tibétains qui sont dépourvus de tous et qui risquent leur vie tous les jours. Je me dis que la douleur physique et les difficultés dans la vie sont vraiment relatives. Il faut voir le monde en profondeur.

Dieu, je te laisse me conduire à l'endroit où tu veux, me mettre en garde contre toute déprédation. Je veux profiter de la vie avec ma famille. Si je peux sortir plutôt de l'hôpital, cela permettra de laisser ma place à un autre malade. J'espère que je suis sur la bonne voie et que je ne ferai pas de rechute. Il faut être patiente et faire confiance aux médecins.

Olivier et Clément m'ont dit qu'ils attendent la nuit tombée pour voir les étoiles. Moi aussi, j'attends la nuit pour regarder les étoiles en même temps qu'eux. Le ciel est un monde lointain et mystérieux. Les étoiles scintillent sur cet immense toile noir comme des diamants. Grâce à l'étoile filante le peuple est conduit pour aller saluer la naissance de Jésus. Le récit sur la naissance de Jésus transmet une valeur essentielle à l'homme : la vie. Les tibétains, ces hommes qui vivent au plus près du ciel. Sont-ils les hommes les plus près de Dieu ? Est-ce que les conditions de vie extrême des tibétains leur permettent de comprendre les enseignements les plus authentiques que Dieu souhaite donner aux hommes ? Leurs mandalas montrent une extrême patience de l'homme dans une réalisation hors du temps. Les dessins géométriques qu'ils composent manifestent une abstraction de la pensée et une épuration de l'esprit. Je pense que les tibétains possèdent sûrement une science extraordinaire, car ils vivent dans les conditions extrêmes de la nature. Mon esprit est parti très loin très loin, il se promène sur les cimes blanches de l'Himalaya sous un ciel bleu azuré. Il n'y a pas un bruit, silence totale, une pureté, une immobilité qui génère la force. Cette force se transmet du ciel vers la terre et génère la vie à toute la nature.

L'homme est capable de pleurer sa blessure et ensuite d'oublier sa douleur. Les cicatrices sur ma poitrine vont se fermer. Elles vont laisser de simples traces de couture. Ces traces marqueront mon corps jusqu'à ma mort.

8. Infirmières et femme de chambre

J'écrirai un livre pour remercier toutes les infirmières et toutes les aides-soignantes qui sont entrées dans ma chambre pour m'apporter un verre d'eau, changer les pansements, laver le corps, faire la friction, descendre le volet avant la nuit tombante, éteindre mon petit ventilateur en plein nuit, me passer le bassin à uriner, changer le drap quand une fuite urinaire se produit par accident ... etc. Chaque fois, qu'une infirmière entre dans la chambre avec un beau sourire et pose cette simple question « Ça va ? » Je ne peux pas répondre à chaque fois « Ça va bien. » Mais je le dis de plus en plus. Maintenant je vais mieux, je souhaite vous transmettre la joie contenue dans mon cœur. Je comprends maintenant pourquoi on appelle les infirmières les anges blancs. Vous êtes les vrais anges sur terre. Chaque geste que vous apportez aux malades, c'est un acte sauveur. Ce n'est pas très gai de travailler dans un milieu où les gens souffrent. On ne vous raconte que nos douleurs. Et vous devez garder votre bonne humeur, toujours optimistes. Au fond de moi, je vous dis « Mille mercis ! » Je suis sûre que je ne suis pas la seule qui souhaite vous remercier.

J'ai senti que les infirmières ont changés d'attitudes envers ma voisine. Elle est subie une opération de l'intestin. La cicatrice se ferme rapidement. Elle a l'air vraiment contente. Elle m'a dit que c'est un miracle. Mais non, sa guérison n'est pas un miracle. Ce sont des centaines de gestes et de soins de plusieurs personnes qui permettent sa guérison. Beaucoup d'autres éléments influencent notre guérison : le soutien de la famille, la patience et la confiance du malade, l'esprit de combat, de ne pas baisser les bras, l'envie de guérir.

Cet après-midi, une femme de chambre passe dans notre chambre vers 15h00. Elle a sympathisé très vite avec nous. Elle nous raconte l'histoire de sa famille. Elle est d'origine tunisienne, son mari est français. Ils travaillent tous les deux dans le même hôpital. Elle a quatre filles, alors qu'elle n'a que 37 ans. Avec enthousiasme, elle nous raconte la construction de leur maison à Fontainebleau. Une maison sur un terrain de 700 m². Elle nous montre le plan de sa maison et nous dit même le prix de cette belle maison. Elle dit que grâce à son origine tunisienne, elle a construit également une autre maison de 400 m² en face de la mer. Quelle réussite ! Je suis contente pour elle. La richesse provient du travail. Elle fait un métier qui paraît insignifiant et peu gratifiant à nos yeux. Or, elle réussit à avoir deux maisons et à élever 4 enfants. Elle et son mari ne sont que des salariés simples et ordinaires avec des salaires modestes. Cependant, ils ont construit petit à petit une réelle richesse qui leur appartient.

Notre conversation dévie vers le problème de l'immigration en France. Nous sommes des étrangères toutes les trois. Elle dit avec fierté qu'elle a beaucoup travaillé pour la France. Elle s'attriste que les Français oublient cette réalité. Le monde n'est pas simple. Les hommes quittent leur propre pays pour s'installer dans un autre pays. Ils souhaitent améliorer leurs conditions de vie. Différents peuples se mélangent en gardant leur propre culture et leur croyance. Cela provoque souvent choc et conflit. L'intégration n'est pas une affaire simple. Il faut du temps.

Cette femme de chambre a réussi son immigration. Elle est courageuse et travailleuse. Elle fait des sacrifices pour ses enfants, ses futurs petits enfants et ses futurs futures petits enfants. Elle travaille pour améliorer sa vie, mais aussi pour pouvoir transmettre quelques choses à ses enfants. Je pense que l'homme a besoin de cette vision futur pour continuer à vivre. Si on voit notre propre mort comme la fin de toutes choses, le travail ne serait pas motivant du tout. L'espoir de croire que le futur sera meilleur nous donne toutes des raisons de continuer. Protéger sa propre famille est le destin le plus primitif de l'homme. Ce matin, Lydia a dit une phrase qui m'a beaucoup touchée : « La vie est trop belle, il faut se battre. » À travers les échanges avec la femme de ménage et ma voisine, je découvre quelques étincelles de sagesse qui jaillissent chez l'homme qui peut être à la fois simple et intelligent. En effet, c'est la sincérité qui fait jaillir la beauté des choses.

9. Jeu de sept familles

Aujourd'hui, Clément est venu me voir pour la première fois. Il est toujours aussi beau. Il a un regard un peu réticent. Il doit dire dans sa tête que Maman n'est pas comme avant : elle est maigre, elle marche avec des roulettes. Il n'a que 7 ans. Arrive-t-il à comprendre ce qui s'est passé pour sa maman ? Finalement, il n'a pas posé trop de questions. Par contre, il a quand même remarqué qu'il y a des trous sur mon cou. Ce sont les trous des seringues utilisées pour passer des tuyaux pendant l'opération. En effet, je ne voulais pas que Clément vienne me voir quand j'étais encore immobile sur le lit avec tous les branchements aux appareils. De toute façon, je ne veux aucune visite, à part Olivier. Je n'aime pas que la famille ou les amis me voient malade. Nous somme descendus pour prendre un thé dans le café de l'hôpital. Nous avons joué ensemble au jeu de cartes : les Sept familles de petit Ours Brun. Clément n'a pas voulu rester trop longtemps à l'hôpital. Peut-être a-t-il vu ma fatigue. Il a dit à son père qu'il voulait raccompagner Maman dans la chambre. Il va aller chez Papy et Mamy. C'est réconfortant de le voir. Il est mon petit trésor.

Ma voisine Lydia est vraiment étrange. Elle me raconte sa passion pour les marchés. Elle connaît presque tous les marchés de la région parisienne : marché aux puces de Saint-Ouen, marché de Montreuil, marché d'Évry, marché de Livry Gargant...etc. Elle dit qu'elle vient en France tous les ans pour faire une cure. Quelle est sa maladie ? Elle est encore jeune. Pourquoi fait-elle des cures à son âge ? À travers notre discussion, j'ai compris vaguement qu'elle est en France depuis 3 mois pour cette opération. Or, elle n'a jamais eu de visites de sa famille ou d'amis depuis que nous sommes dans la même chambre. Peut-être a-t-elle le statut de personne sans domicile pour pouvoir rester si longtemps à l'hôpital ? Hier soir, j'ai eu une légère tension avec elle, car elle souhaitait regarder l'émission l'« île de la tentation », une émission sans aucun intérêt selon moi. Depuis un bon moment, elle monopolise la télécommande pour zapper de chaîne en chaîne. Au moment où elle est allée aux toilettes, j'ai repris la télé-commande, et j'ai choisi l'émission Fort Boyard. Elle revient, et remarque que j'ai changé de chaîne. Elle grommelle que son émission va bientôt commencer. Je fais express de ne rien entendre. Heureusement, juste au moment où l'émission Fort Boyard se termine, l'infirmière de nuit entre dans notre chambre. Je coupe aussitôt la télévision. Ouf ! je suis soulagée. Enfin, je peux dormir tranquillement. Depuis cette soirée, j'ai l'impression qu'elle me fait la tête. Elle ne me parle plus. Quand son téléphone sonne, elle ne décroche pas.

Vers 18 heures du soir, une ancienne amie m'appelle. Une amie que j'ai beaucoup appréciée. Mais deux trois ans auparavant, notre relation était plus ou moins brouillée à cause d'une ingérence de ma part. À l'époque, mon amie me confiait ses problèmes familiaux avec son mari. Elle lui reprochait énormément son indifférence concernant les taches du foyer. Et notamment, elle se sentait complètement ignorée par son mari qui ne voyait que son boulot. Un jour, elle me dit qu'elle est désespérée jusqu'au point de vouloir demander le divorce. Étant une très bonne amie du couple, je souhaite que la situation s'améliore, alors j'ai pris l'initiative d'écrire un courrier directement à son mari, pour signaler l'alarme. Cet acte déplut à mon amie, elle ne m'appelait plus depuis ce temps-là.

Son appel m'a beaucoup étonnée. En même temps, cet appel réveille notre ancienne histoire. Craintive, je lui pose quand même la question « Ça va la famille ? » J'attends avec espoir une réponse positive, or elle me dit : « C'est comme avant, en plus, maintenant c'est lui qui veut demander le divorce. » Elle continue comme avant à me raconter tous les reproches qu'elle lui porte et qu'elle ne veut pas du tout le divorce. Après ce coup de fil je sombre dans une profonde tristesse. Toute la nuit, je soliloque avec son mari Jean : « Jean, tu es dur comme le fer. Penses-tu que ce que tu fais est à l'image de l'amour de Dieu ? Pour quelqu'un de si croyant comme toi. Ce n'est pas possible de demander le divorce à Isabelle qui consacre tout pour toi et pour les enfants. Je comprends qu'elle n'accepte pas le divorce. Comment peut-elle accepter de quitter ses enfants ? Regarde tes enfants, ils sont beaux et intelligents. Comment peux-tu leur imposer ce malheur. Le divorce est la pire des choses pour les enfants. Tu regretteras un jour. Je sens que vous êtes au plus bas de l'échelle. Donner d'abord l'amour aux plus proches, c'est ce que la plupart des hommes feraient. Protéger ta femme et tes enfants est ton devoir. Cela est plus important que de déchiffrer aux caractères gravés sur une pierre tombale. Toutes ces pierres n'ont ni de sang, ni de vie, ni de sentiment. Mais ta femme et tes enfants sont faits de chaire d'os. C'est eux dont tu dois te préoccuper en premier. T'as besoin de temps pour faire ta recherche, mais le temps est relatif. Tous les rapports humains sont relatifs. Tu n'es pas quelqu'un de méchant, mais d'extrêmement égoïste. Je prie pour toi et pour ta famille. J'espère que l'amour retournera dans votre couple. Tous les couples se disputent de temps à autre. Réagir avec l'amour mais pas avec la haine. La haine ne vaut rien, c'est une halène puante. Avec amour, vous trouverez la paix au sein de votre foyer. Dieu, aide-les pour que tout aille mieux. Tu es venu m'écouter et partager mes jours et nuits. Fais pareil pour ces deux personnes qui ne savent plus où aller. Aide-les à construire une belle maison. J'aimerai un jour, avec un immense plaisir déguster la cuisine d'Isabelle et dialoguer avec Jean. Vous êtes des gens de bien. Pourquoi vivez-vous dans cet infernal calvaire ? Jean, tu es intelligent et plein d'humour. Isabelle, tu es une épouse idéale. Pourquoi vous n'êtes pas heureux ? Regardez, la femme de ménage de l'hôpital, elle fait un travail peu rémunéré et mal considéré. Or, elle possède deux superbes maisons. Elle est fière et heureuse. Elle est méritante. Je suis vraiment contente de partager ma joie avec elle. Jean et Isabelle, il existe un mur entre vous. Il faut l'abattre. Je ne sais pas qu'est-ce que je peux faire pour vous à part prier, que Dieu vous guide vers le bon chemin.

10. La maison me manque

Je me suis réveillée à 5h55 du matin. La nuit a été fiévreuse. Avec une température de 37,7, l'infirmière de nuit n'était pas inquiète. Elle ne m'a rien donné pour cette température légèrement élevée. J'ai passé presque toute la nuit sur le fauteuil. Je n'arrivais pas à m'endormir. Toutes les paroles échangées avec Isabelle tournaient sans cesse dans ma tête. En ce moment, je suis extrêmement émotionnelle. Son coup de fil réveilla notre ancienne histoire. J'ai l'impression d'avoir fait une erreur. Je ne devais pas écrire à Jean. Mais en même temps, comment pouvais-je ne rien faire quand tu entends une amie qui te dit qu'elle veut se suicider.

Lydia et moi, toutes les deux, nous n'arrivons pas à dormir, nous avons demandé des somnifères à l'infirmière. Mais l'infirmière dit qu'il ne reste qu'un somnifère pour tout hôpital. Il faut le croire. Du coup, nous avons partagé ce précieux comprimé. Lydia s'est endormie rapidement, mais je sens qu'une chaleur monte dans ma tête. De temps en temps, je vois les visages des médecins, et des infirmières qui apparaissent dans ma vision. Ils me sourient comme des anges. Oui, ce sont des anges qui viennent surveiller les hommes, les aider à sortir de leurs souffrances. Mais en même temps, j'éprouve une certaine frayeur. Deviens-je folle ? J'ai peur que Dieu m'emmène trop loin. Je veux rester comme une femme simple sur terre qui vit tranquillement avec ses enfants et son mari.

La longue nuit blanche m'a complètement vidé de mon énergie. Pour changer mon esprit, je décide d'aller me laver. Il est 6h30 du matin. Dès le retour de la douche, l'espace de la chambre paraît plus lumineux, le ciel plus clair et mon corps plus léger. Je reprends mon souffle petit à petit. Il faut que j'aille chez le coiffeur. Cela fait 13 jours que je suis ici. Ce matin, les selles sont plus dures et le volume a bien augmenté. Je suis contente. Je pense que Dieu a fait son chemin. Je sens encore la douleur dans mon foie. Olivier m'a dit qu'on en a enlevé les deux tiers. Le tiers restant est en train de repousser petit à petit.

Inconsciemment, je suis en train de préparer ma sortie de l'hôpital. C'est pour cela que je suis allée au salon de coiffure au rez-de-chaussées de l'hôpital. Quand je rentre dans le salon de coiffure, la coiffeuse est en train de faire un brushing à une jeune fille blonde. Elle a de beaux cheveux. Elle est aussi une patiente de l'hôpital. Son père l'attend dehors. La coiffeuse me demande de s'asseoir sur une chaise en attendant qu'elle termine avec la jeune fille. Elle me demande ce que je veux regarder comme revue. Je réponds sans hésitation : « une revue sur la maison. » Malheureusement, elle n'en a pas. Il n'y a que les revues comme : Elle, Paris Match, Gala. La jeune fille blonde a terminé son brushing. Elle est contente de sa coiffure. Au moment où elle se lève, je vois qu'elle ne se maintient pas encore en équilibre. Elle essaie de chercher sa monnaie, mais elle n'y arrive pas. Aussitôt, son père entre dans la salle pour l'aider.

C'est à mon tour. La coiffeuse est soigneuse et attentive à tout ce qu'elle fait. Elle me coiffe soigneusement pour que je me sente bien. Cette attention pour un inconnu me bouleverse. Mes larmes coulent sans que je puisse les retenir. Elle s'aperçoit de mon état émotif. Elle me dit que je peux écrire quelques mots si je le souhaite. J'écris en pleurant : « La maison me manque. » Je ne sais pas pourquoi je deviens si émotive. Je parle sans raisonnement. C'est comme si j'étais sur la lune. Je flotte dans l'air. Mon esprit est au ralenti. Il chavire.

C'est la première fois que j'éprouve un extrême bien-être provoqué par une coiffeuse. Elle s'appelle Nathalie. Ce salon de coiffure lui appartient. Elle gère son temps comme elle veut. Par exemple, elle ferme tout le mois d'août. Je lui pose une question : « Pourquoi vous ouvrez un salon de coiffure dans un hôpital ? » Elle dit que c'est utile pour les malades. Je m'aperçois qu'elle aime vraiment son métier. Si les malades ne peuvent pas descendre, elle peut monter dans la chambre pour les coiffer. Elle dit que quand les gens commencent à penser de se coiffer, cela signifie qu'ils vont mieux.

11. Sortie de l'hôpital

Une belle journée s'annonce : le ciel s'éclaircit progressivement, une brise pénètre dans la chambre. On entend le frémissement de la ville qui s'éveille. La vie va reprendre son rythme. Hier, le Professeur Tallec a annoncé que ma voisine pourra quitter l'hôpital demain. Mais elle m'a dit qu'elle n'a pas tellement envie de sortir si vite de l'hôpital. Je ne comprends pas sa réaction. Si j'étais à sa place, je serais tellement contente de pouvoir quitter ce lieu de calvaire.

Ce matin, la famille de Lydia est venue la voir : son mari, sa cousine et le mari de sa cousine. En attendant leur conversation, j'ai compris que son mari est venu par surprise. Il a trouvé un billet d'avion à 500 euros au lieu de 1000 euros, en plus, il s'est installé en première classe affaire. Cette histoire fait beaucoup rire Lydia. Son mari a dit qu'il veut profiter de ce séjour pour visiter la Normandie. Un autre monsieur est venu voir ma voisine aussi. Quand il voit Lydia, il lui dit que Jacques, le mari de Lydia, l'a appelé pour qu'il vienne à l'hôpital. Lydia me le présente. C'est son cousin. Il s'excuse de ne pas venir plutôt, parce qu'il n'aime pas l'hôpital. Il dit que l'hôpital ressemble à une prison. Ce lieu lui donne le trac. Il fait rire tout le monde. Ils discutent, et rigolent de bon cœur.

En effet, Lydia n'a reçu aucune visite durant tout son

séjour à l'hôpital, puis ce dernier jour, tout le monde est venu. Moi, je n'ai pas de visite non plus, sauf Olivier, il est venu tous les jours pour déjeuner et dîner avec moi. J'espère que la présence d'Olivier n'a pas trop gêné Lydia. Elle a bien discuté avec Olivier de temps en temps au moment du repas. Si Lydia avait eu tous les jours de la visite comme aujourd'hui, peut-être, me serais-je sentie envahie dans mon intimité.

Lydia commence à préparer son départ. Elle s'habille tout en rouge. Elle a mis un rouge à lèvre de couleur vermeil vive. Ce maquillage lui donne l'air d'être en pleine forme. Elle est hyperactive ce matin. Elle range tous les objets qui sont sur la table et dans la petite commode de rangement : les biscottes, les confitures, les sachets de sucre, de sel, de poivre... Elle s'adresse de temps en temps à moi en rigolant : « Vous vous souviendriez de moi, je vous fais tellement rire, c'est moi qui vous donne des informations importantes. » Puis, elle m'a demandé si je peux lui prêter mon téléphone pour contacter son frère en Guadeloupe. Malheureusement, il ne reste pas beaucoup d'unité sur mon téléphone de location. En plus, j'ai remarqué qu'elle a un portable. Je lui dis : « Pourquoi tu n'utilises pas ton portable ? » Elle m'explique que son portable ne marche pas très bien. Au bout d'un moment, elle a quand même téléphoné avec son portable et cela marchait très bien. Son comportement me paraît étrange. Quelques fois, je la trouve sympathique et sincère, mais de temps en temps, ses demandes me paraissent incongrues.

Je suis contente pour Lydia, elle quitte enfin l'hôpital après tant de douleurs physiques et de souffrance psychologique. Il existe quand même une fin pour la souffrance. Quand on réussit à en sortir, hop, chacun reprend son chemin et essaie de se refaire une vie plus belle, plus sereine et surtout en bonne santé. Je souhaite à tout le monde la guérison.

Aujourd'hui, trois malades quittent l'hôpital. Quel bonheur ! Quelle joie ! Je suis certaine que toutes les personnes qui subissent une intervention lourde changent leurs esprits et leurs attitudes après avoir combattu la maladie. On n'est plus la même personne. La vision sur la vie devient différente par rapport aux personnes qui n'ont jamais connu cette expérience. J'aperçois le ciel, il s'assombrit. Tout à l'heure, le soleil brillait et inspirait la joie.

12. Les anges

Hier, j'avais le sentiment de rencontrer des anges. Je ne pourrais pas confirmer cette impression à cent pour cent. En effet, je devais faire un scanner et une radiographie du poumon. Un jeune homme type breton, souriant, est venu me chercher dans ma chambre. Il s'est adressé à moi en disant « ça va ? » d'une intonation toute joyeuse. Ensuite, il m'a aidée à mettre la robe de chambre. Tout au long du chemin, il parlait, posait des questions sur ma santé, ma famille. Arrivée au service d'échographie, il m'installe confortablement dans la salle d'attente, et en partant, il me dit : « Vous êtes belle, Madame. » Oh ! Quel compliment. Cela me gêne beaucoup. Je me sens toujours mal à l'aise lorsque je reçois des compliments. Je ne savais pas comment lui répondre. Même pas un merci. En plus, je me voyais plutôt moche comme un squelette avec les joues pâles toutes enfoncées.

J'attendais tranquillement dans la salle d'attente. À côté de moi, une autre dame sur un fauteuil roulant attendait aussi. Elle avait terminé son examen. Elle attendait qu'une personne de l'hôpital vienne la chercher pour la ramener. Elle avait au moins 80 ans. Nous attendions toutes les deux tristement. Le temps filait, personne ne venait nous chercher. Quelle chaleur !

Cette attente réveilla un souvenir désagréable datant du

premier jour après mon opération. Pour une raison que je ne connaissais pas, le médecin avait ordonné une échographie en urgence. Quand le radiologue passa son appareil sur ma poitrine cousue, la douleur m'accabla. Après l'échographie, le médecin m'avait laissé allongée sur un lit roulant bloqué dans un couloir. Il faisait une chaleur à crever. Je ne pouvais pas bouger, ni même tourner mon dos sur le côté. Mon corps était trempé de sueurs. Je ne savais plus combien de temps s'était écoulé. Cette attente devenait insupportable à cause de la chaleur et de la douleur sur ma poitrine. Je demandais à une dame de faire venir quelqu'un, mais personne ne vint. Je pleurais et criais en sanglotant : « Ce n'est pas un hôpital, pourquoi il n'y a personne, je crève de chaud, mon Dieu. » La notion du temps m'échappait, peut-être une heure ou deux heures après, une dame de l'hôpital enfin arriva. Elle me demanda avec étonnement : « Pourquoi pleurez-vous ? » Je n'arrivais pas à contrôler mes sanglots. Elle continua à dire : « Vous vous sentez abandonnée ? » Je retenais mon souffle en bégayant quelques mots : « J'ai trop chaud, je suis toute mouillée, ça fait trop longtemps que j'attends ici. » Sur le chemin du retour pour aller dans ma chambre, nous avons croisé beaucoup de lits immobilisés avec des malades dessus dans le couloir. En arrivant dans ma chambre, je vis Olivier qui m'attendait. Mes émotions s'étaient calmées et je me sentais rassurée.

    Je me sens heureuse aujourd'hui. J'ai l'impression de revivre. Je parle avec les personnes qui entrent dans ma chambre. Je leur montre ma belle coiffure, le massage exquis de Nathalie sur ma chevelure, le sourire sympathique de Lisa, et le beau temps... J'ai une idée qui trotte dans ma tête depuis plusieurs jours. j'ai envie d'écrire un courrier au Professeur Tallec pour lui raconter tous ce que j'observe et ressent de bien et de mal dans cet hôpital. Je vais lui présenter aussi mes remerciements. Et surtout, j'ai envie d'offrir 50 roses blanches pour toutes les infirmières et les aides soignantes. Je veux leur dire que vous m'avez piqué tous les jours, ainsi je vous envoie aussi mes piques pour vous remercier. Tout ce qu'elles font pour les malades est formidable. Ce n'est pas un métier facile. Il faut beaucoup de volonté, de patience, de compréhension en face des malades. Vous êtes des anges, des anges blancs. Vous faites votre tournée sans cesse entre les chambres pour surveiller chaque malade, leur apporter des soins et pour leur montrer qu'ils ne sont pas abandonnés.

Les personnes qui subissent une hospitalisation chirurgicale, pendant leur période de convalescence, possèdent une sensibilité plus développée que d'habitude. Physiquement, elles ne peuvent pas faire grand-chose, mais elles pensent en permanence, elles s'interrogent sur beaucoup de choses, elles réfléchissent sans cesse. Elles sont sensibles aux moindres bruits. Elles écoutent tous ce qui se passe dans leur entourage. Elles captent dix fois plus d'informations que d'habitude.

J'imagine le moment où le chirurgien est en train d'ouvrir mon corps et d'enlever une partie de mon foie, mon cerveau doit être dérangé et reçoit un électrochoc. Il transmet un millier d'ondes neuronales pour comprendre ce qui se passe. Les malades sont fragiles et sensibles. Les organes non opérés intensifient leur capacité pour compenser l'inertie de la partie opérée. Si l'infirmière entre avec un cœur triste, le malade le reçoit. Votre humeur, votre manière de faire la piqûre, votre apparence et vos paroles sont perçues avec une extrême attention.

Quelle belle musique diffusée à la radio, une symphonie d'un grand compositeur dont j'ignore son nom. Cette musique réveille de vagues réminiscences de la veille. J'étais dans les toilettes ou peut-être sur le fauteuil de ma chambre. Je sentais ma tête lourde et comprimée. Je voyais des tableaux de Rembrandt et de Georges de la Tour. Le tableau de Rembrandt présente une pièce sombre où un escalier en colimaçon occupe le centre du tableau. Un vieux monsieur, courbé assis près d'une fenêtre, est illuminé par les rayons du soleil tamisés venant de la fenêtre. Ce tableau dégage une essence mystérieuse et divine. J'éprouve quelque chose de très fort, très haut et puissant sur ce tableau. Je sens que mon âme hésite à y entrer. Dans le doute, mon esprit m'appelle à revenir dans la réalité. Il faut que j'ouvre mes yeux.

L'autre tableau, de Georges de la Tour, présente un vieux monsieur avec une jeune fillette. Tous les deux regardent une bougie qui éclaire les visages de deux personnages. Ces derniers sont immobiles et figés sur la toile. Or, j'ai l'impression que la flamme de la bougie vacille et donne de la chaleur aux deux personnages. Ces deux tableaux illustrent le monde terrestre plongé dans l'obscurité où l'intrusion divine se manifeste par la lumière.

13. La mort

Avec Lydia, nous avons déjeuné ensemble pour la dernière fois. Je la trouve vraiment rigolote. Nous avons passé un bon moment pour chasser notre insomnie nocturne, pour oublier que nous sommes dans un hôpital. Nous parlons beaucoup de nos familles. Elle m'a racontée une chose qui m'a beaucoup choquée. Son père était infirmier. Il s'est suicidé dans une tour de Saint-Denis. Il s'est jeté de l'immeuble. Oh, mon Dieu, comment a-t-il pu faire ça ? Je sais que ça existe dans les films. Mais racontée par une personne que tu connais, en plus, c'est son père, cela me fait des frissons partout. Quelle tragédie, quelle douleur et quelle désespérance pour cet homme. Quelle force maléfique peut pousser un homme à faire cet acte qui représente la fin de tout. Il n'avait plus rien à espérer ? Il n'a plus personne à aimer ? C'est le néant qui régnait sur cette personne pour que cet acte puisse se réaliser. Pauvre malheureux. Il s'est jeté dans le vide pour enfin trouver une solution. C'est à la fois trop dur et trop facile.

Cette histoire rappelle un de mes cauchemars apparus quatre ou cinq jours après l'opération. J'étais sur une grande tour tout près du bord. En glissant, je basculais dans le vide. Je voyais mon corps chuté à grande vitesse vers le sol. En bas, il y avait des gens. Parmi eux, un homme voulait m'attraper. Mais au moment où mon corps atterrissait, nous nous heurtâmes violemment. Je criais de douleur. J'ouvrais mes yeux. Heureusement, c'était un rêve. Peut-être que c'est la morphine qui provoque ce rêve horrible. Oh, mon Dieu, je veux quitter ce monde noir et triste.

Un jour, j'aperçus un sac plastique blanc qui tombait du haut de l'hôpital. Ce sac blanc léger descendait silencieusement sans aucun bruit. Il atterrit sur les tuyaux en bas de l'immeuble. J'ai pensé au suicide du père de Lydia. A l'époque, elle n'avait que 21 ans. Cette histoire m'a énormément attristé. L'homme est terriblement fragile.

Je suis toute seule dans cette chambre. Ce matin, l'infirmière est venue faire une prise de sang. L'après-midi, elle m'a annoncé que j'ai une infection dans l'urine et peut-être dans le sang. Mon esprit tranquille fut troublé par ce coup de tonnerre. Pourquoi ? Comment puis-je avoir une infection dans le sang ? Je cherche à comprendre, comment l'infection peut apparaître au bout de quatorze jours d'hospitalisation ? L'opération chirurgicale était-elle mal faite ? Les infirmières ont-elles commis des erreurs de soin ? Ai-je mal lavé mon corps ? Deux jours après le débranchement du drain sur mon rein, j'ai senti une douleur qui s'intensifiait sur la zone de la blessure. Cette dernière était cachée sous un pansement. Elle gonfla et devint rouge. Est-ce que l'infection est passée par-là ? Les infirmières n'ont-elles pas changé le pansement correctement ?

Une nouvelle patiente est entrée pour occuper le lit de Lydia. L'infirmière lui demande de bien raser les poils des aisselles et pubiens. Ensuite il faut se nettoyer soigneusement avec de la Bétadine. Je me rappelle le premier jour quand je suis entrée à l'hôpital vers 16 heures de l'après-midi. Le soir avant de me coucher, l'infirmière est venue me voir et m'a annoncé que je serai opérée à 8 heures le lendemain matin. Elle m'a demandée également de me raser les poils. Je suis allée dans la salle de douche. Cette dernière était très sale avec des traces noires par terre. Elle m'a aidé à raser les poils des aisselles. Elle rigolait parce que les Asiatiques n'ont pas beaucoup de poils. Elle disait que nous avions beaucoup de chance. Après, elle est partie en me demandant de me laver avec de la Bétadine. Mais pourquoi ne m'a-t-elle pas demandé de raser également les poils pubiens. Est-ce que l'infection de l'urine proviendrait de cette négligence ? Car, après l'opération, j'avais une sonde urinaire. Avec au moins une semaine sans se laver, on peut vite attraper des saloperies. Ce souvenir me rend furieuse. Je comprends maintenant les paroles insolentes des brancardiers qui m'ont transportée dans ma chambre après l'opération. J'ai entendu vaguement les phrases : « Nous ne voulons pas de votre patiente. Elle est sale. » Ils m'ont presque jeté dans le lit de la chambre, avant de partir.

Durant la première semaine, je sentais que les infirmières n'étaient pas très gentilles avec moi. Je ne pouvais pas imaginer, que dans un hôpital, certaines infirmières pouvaient insulter les patients. Chaque fois, quand j'avais besoin de quelque chose, elles ne venaient jamais tout de suite. Quand une infirmière arrivait dans ma chambre, je ressentais une certaine agressivité. Aujourd'hui vers 18 heures, le sac de l'anti-biotique est vide. J'ai prévenu l'infirmière. Elle est arrivée en me répondant méchamment : « C'est pour 18 heures, je sais ce que j'ai à faire. » Finalement, l'infirmière est venue me donner l'anti-biotique à 19 heures. Je sais que ce n'est pas à une heure près, mais pourquoi est-elle si désagréable envers moi ?

Soudainement, j'éprouve une sorte d'injustice, et de maltraitance par rapport aux comportements des infirmières. Les scènes désagréables se réveillent comme dans un vieux film défaillant : couleur pâle, son hachuré, images figées. Les infirmières ignorent mes appels. Elles n'ont pas voulu me donner la cuvette pour uriner. Elles me faisaient attendre deux heures pour changer un drap mouillé. Une infirmière a crié sur moi quand j'avais besoin d'uriner dans les toilettes. Elle me laissait 30 minutes toute seule dans les toilettes avec deux grosses bouteilles de sang que je n'avais absolument pas la force de porter moi-même pour retourner dans mon lit. La nuit, ma voisine et moi avons souffert d'insomnie, une infirmière nous donnait un seul comprimé à partager pour nous deux, car soi-disant il n'en restait plus qu'un seul pour tout hôpital. Lorsque je demandais s'il était possible de changer le sac qui recueillait la bile, pour un moins lourd que je pourrais porter jusqu'aux toilettes, l'infirmière me répondait en souriant : « Nous avons une pénurie de sac, nous vous le changerons demain matin. » Le soir elle avait laissé un sac vide. Il est resté toute la nuit sur la chaise. Une autre fois, une stagiaire parlait devant moi : « Quel sale boulot, je ne suis pas venue ici pour changer les draps des malades. »

Hier soir vers 22 heures, j'ai vu qu'il n'y avait plus de produit dans la perfusion. Mon sang s'écoulait dans le tuyau de la perfusion, de plus en plus. Je savais qu'il était inutile de sonner et que l'infirmière de nuit ne passerait dans ma chambre que vers minuit. Il fallait attendre au moins deux heures. Je décide de me lever et de sortir de ma chambre en poussant mon chariot de perfusion dans le couloir. Je rejoins le chariot médical de l'infirmière stationné à l'autre bout du couloir. L'infirmière sortant d'une chambre eut l'air surprise, elle m'a donnée tout ce dont j'avais besoin.

Demain ils vont vérifier mon cœur. Dieu, protège-moi ! J'ai peur de mourir, j'ai peur de quitter ma famille. Je veux les rejoindre. Guéris-moi !

14. Le cœur

Ce matin vers 5 heures, à l'aurore, je me suis réveillée avec une tête lourde comme une pétanque. Mon cou est engourdi. J'ai essayé de bouger ma tête péniblement. J'allume la radio. Elle diffuse une discussion sur l'intégration de la Pologne dans l'union européenne. Une jeune fille polonaise explique les raisons pour lesquelles les jeunes polonais souhaitent entrer dans la communauté européenne. Elle espère qu'il n'y aura plus de frontière, que les différentes cultures puissent s'échanger et que les gens pourront voyager plus facilement. En entendant ces paroles enthousiastes, je pense également que c'est une bonne chose pour tout le monde. C'est une évolution inévitable de l'humanité. Le monde bouge, les hommes circulent. Ce sont les mouvements et les contacts qui enrichissent la vie de l'homme. Bien sûr, il y aura la barrière de la langue. Cependant, ce n'est pas la langue qui peut empêcher la communication entre les hommes. On peut surpasser facilement cet obstacle de la langue. Il suffit de l'apprendre et d'avoir les mêmes convictions. On peut créer de merveilleuses œuvres avec des milliers de gens qui ne parlent pas du tout la même langue.

Ce matin, je reprends confiance avec un cœur net. J'ai envie d'écouter de la musique classique. Une émission présente les villes des amoureux : Paris, Venise... etc. Aujourd'hui, elle parle de Prague. Prague me fait penser à

Mamy, ma belle-mère. Après le mariage avec Olivier, Clément n'était pas encore né, Mamy nous a proposé de voyager ensemble à Prague. Mais ce projet ne s'est jamais réalisé. Depuis 6 ans, Mamy subit une chimiothérapie contre le cancer du sein. À un moment donné elle désespérait vraiment et ne croyait plus à la vie. Elle est une femme formidable. Une maman qui a consacré toute sa vie aux enfants. Une épouse avec un fort caractère, fidèle et confiante. C'est une femme joyeuse, sincère, directe, franche et pourvu de bon sens.

Cet après-midi, je dois faire un examen du cœur pour savoir si mon cœur n'est pas infecté. En arrivant dans la salle d'examen, un monsieur très grand sort justement de la salle d'examen. Sa chemise n'est pas encore boutonnée, j'aperçois une grande cicatrice comme la mienne sur la poitrine. C'est impressionnant de voir une si grande cicatrice en face de moi.

On m'a installée sur le lit d'examen. Le docteur utilise d'abord une sonde pour entendre le battement de mon cœur. On entend la pulsion. Le bruit du battement est fort et régulier. Je n'ai jamais entendu le battement de mon cœur aussi fort. Il a l'air puissant. Mais le docteur n'est pas satisfait de cet examen, il me dit qu'il faut introduire une sonde pour voir les valves de mon cœur. Il veut vérifier qu'il n'y a aucun germe infectieux accroché sur mon cœur. Il a introduit doucement un tube souple d'un diamètre de 3 cm environ. L'introduction de ce tube n'est pas douloureuse, mais trop inhabituel, ma gorge régurgite sans cesse et empêche le tube de rentrer complètement jusqu'au cœur. Le docteur essaie deux fois sans résultat, la troisième fois, il a vraiment forcé. J'ai des larmes aux yeux, la salive coule abondamment de la bouche. J'ouvre entièrement mes yeux en fixant la lumière de la lampe qui est posée sur la table du docteur. Je ne veux pas fermer les yeux. J'ai peur de voir le noir et d'imaginer ce tube, à l'intérieur de mon corps, qui est en train de regarder mon cœur. Mon Dieu aide-moi à surmonter cette dernière étape horrible.

Déjà deux semaines passés. Ma chambre est numérotée 109. Ce chiffre deviendra important dans ma mémoire. C'est une petite chambre avec deux lits. Dans cette chambre, j'ai rencontré des hommes de différentes classes sociales : médecins, infirmières, aides-soignantes, jeunes stagiaires, brancardiers, femmes de chambre, les visiteurs de différentes horizons, ma voisine Lydia, ma coiffeuse préférée. Les contacts sont multiples et pas toujours faciles. Quand on est malade, on ne voit pas les choses de la même façon. Notre cœur n'est pas gai, nos pas sont lents, nos regards sont tristes. C'est un monde avec toutes sortes de faiblesses.

Ma nouvelle voisine, une Française du même âge que moi, a été opérée hier soir. Je garde au maximum le silence pour elle. Elle a besoin de dormir pour récupérer son énergie. Je le sens. Elle va guérir vite, peut-être, va-t-elle sortir plutôt que moi. Depuis qu'elle est arrivée dans ma chambre, je trouve que les infirmières font très bien leur travail. Une demi-heure après, elle s'est levée. Elle peut se lever sans aucun problème. Elle est déjà autonome. Elle commence à se laver toute seule. Tout cela montre qu'elle a beaucoup de volonté.

Aujourd'hui, l'ambiance de notre étage est calme. Mais, j'ai une petite crainte sur le problème de l'infection. Car une sorte de liquide jaune coule de mon vagin depuis quelques jours. J'espère que mon utérus n'est pas infecté. Je ne suis pas affolée, parce que je sais que le monde continue. L'homme est capable de réaliser tant de choses et de surmonter des obstacles. La vie est belle quand on possède une bonne santé. Pour profiter d'une belle vie, il faut d'abord avoir une bonne santé. C'est primordial.

Marie-France est entrée dans ma chambre pour changer mon pansement. Sur son visage, j'ai perçu une expression un peu grave, triste. Elle ne sourit plus. Par contre, elle fait des choses avec beaucoup d'attentions. C'est la première personne à qui j'ai fait confiance à l'hôpital. Elle a l'expérience et elle a du cœur. Elle m'a posée une question : « Quand la perfusion a-t-elle été installée ? » Je lui réponds sans hésitation : « C'est Mlle Édith qui l'a posée lundi. » Elle regarde son cahier et me regarde plusieurs fois, puis elle fait le pansement à ma nouvelle voisine. Je la connais à peine. Je sais simplement qu'elle est née la même année que moi. Elle a deux filles, 11 ans et 7 ans.

Je replonge dans ma pensée. J'ai l'impression que Marie-France a pris conscience de quelques choses sur l'infection que j'ai attrapée. Je suis sûre que ces infections proviennent de soins mal intentionnés. Certaines infirmières ont fait les choses trop à la légère en manquant de respect envers les patients. Elles en ont marre de leur travail surchargé. Et le nombre des infirmières est insuffisant à l'hôpital.

Dans l'après-midi à 14 heures, le brancardier m'a emmenée en urgence au service de gynécologie. Il m'a laissée dans une petite salle où cinq femmes attendent déjà. Elles discutent entre elles. Je n'ai rien à faire, alors j'écoute leur conversation. Parmi elles, deux sœurs roumaines de 18 à 20 ans environ avec une plus jeune gamine de 12 ans, une autre jeune fille algérienne, un peu grosse, accompagnée d'une femme basanée plus âgée. Elles se plaignent de l'attente trop longue. Elles sont là depuis ce matin. D'après leur conversation, la fille grosse semble être sans domicile. Elle dit qu'elle connaît bien les mendiants dans les rues de Paris. Elle est placée dans un centre d'accueil. Elle n'aime pas cet endroit. Elle dit que personne ne s'occupe réellement d'elle. Elle est venue voir un gynécologue avec sa copine, car elle a un petit souci. Elle ronchonne : « On est né dans la merde, on reste dans la merde. »

Au bout d'une heure d'attente, je commence à être impatiente. Je me lève, prends mon sac de perfusion, j'avance à l'accueil pour signaler ma présence. À cause de mes mouvements, le sang a coulé dans le drain de la perfusion et même sur mon poignet. Cela a provoqué une petite panique à l'accueil. L'infirmière du gynécologue est venue toute suite pour me refaire le pansement. Du coup, elle m'a prise toute de suite pour l'examen. C'est une gynécologue stagiaire qui m'examine. Elle ne voit pas d'anomalie, par contre, il y a beaucoup de liquide. Elle me conseille de revenir dans un mois. J'ai l'impression que cet examen n'a pas servi à grand-chose. On m'a laissée à l'entrée dans le fauteuil roulant pour attendre le brancardier chargé de me ramener dans ma chambre. Je sais que le brancardier ne va pas venir toute de suite. Je patiente dans l'entrée.

Une jeune fille s'est assise aussi dans l'entrée. Elle n'a pas l'air en bonne santé. Elle regarde est dans le vague. La personne à l'accueil lui demande sa carte d'identité. Elle ne l'a pas. Elle montre une photocopie. Puis on lui demande son adresse. Elle ne sait pas non plus. J'ai l'impression qu'elle ne parle pas très bien français. Puis la nationalité, elle dit : « Albanaise. » La jeune fille explique : « Je n'ai rien mangé depuis ce matin. » Elle n'a pas l'air pauvre. Elle s'habille à la mode. C'est une belle fille avec les yeux verts. Mais pourquoi est-elle ici, encore une fille étrangère perdue dans les rues de Paris.

Alors mon brancardier il vient ou il ne vient pas ? Au bout d'une demi-heure, le voilà, c'est le même garçon qui est venu me chercher pour l'examen du cœur. Il a environ 19 ans. Je suis très contente de le revoir. Je lui dis : « C'est toujours le même qui travaille. » Je le trouve très consciencieux. Il m'a dit qu'il n'est pas du tout issu du milieu médical. C'est son job d'été pour gagner un peu d'argent. Il a choisi l'hôpital pour connaître ce monde qui est différent des entreprises. Il fait des études dans le domaine de la technologie de précision pour l'armée. Mon Dieu, j'espère que cette expérience de brancardier à l'hôpital changera ce qu'il veut faire plus tard. L'arme est mauvaise pour l'homme. Elle détruit la vie. Il ne faut pas fabriquer les armes du tout. Les guerres créent les sauvageries les plus minables pour l'homme. Toutes ces jeunes filles étrangères sont venus en France probablement à cause des guerres, maintenant elles sont égarées dans les rues de Paris.

15. Éveil

Depuis hier soir, une inflammation apparaît à l'endroit de la piqûre de l'aiguille sur mon bras droit. Je sens une douleur sous ma peau. Ce matin, dès la première personne venue dans ma chambre, je lui demande si c'est possible de changer la perfusion. L'infirmière s'appelle Marie-Hélène. Elle ne veut pas le faire. Peu de temps après, j'ai entendu la voix de Marie-France dans la salle des infirmières. Je suis sortie aussitôt de ma chambre pour la voir. Je lui montre ma peau gonflée. Elle a compris le problème. Elle donne la consigne à Marie-Hélène de changer la perfusion rapidement. Finalement, pour ne pas refaire la perfusion, le médecin interne ordonne une prise antibiotique pour combattre l'infection.

Le temps de la guérison est long à cause de l'infection. Quand je ferme mes yeux, je me retrouve dans un espace spatial où de temps à autre je vois un cœur rouge ou une boule verte ou des points noirs comme des trous de blessures. Quelques fois cet espace est inondé d'ondes lumineuses. Je prie et je me plains : j'ai des blessures partout, des piqûres sur le cou, sur les cuisses, sur les bras et une grande cicatrices sur la poitrine. Oh ! mon Seigneur, quelles épreuves. C'est un lieu de guérison, mais aussi un lieu de grande souffrance. Toutes les faiblesses de l'homme s'amplifient. Il est nécessaire que les personnels qui y travaillent rééduquent leurs esprits, leurs volontés, leurs convictions, et aussi maîtrisent davantage leurs techniques de soin. J'ai beaucoup de respect pour les infirmières. Un hôpital sans elles serait une véritable prison. Il faut que les jeunes infirmières continuent à soigner les patients avec leurs savoir-faire et surtout avec leur cœur.

Cette nuit comme toutes les nuits blanches, je n'arrive pas à m'endormir. J'attends que l'infirmière me donne un comprimé de somnifère. En attendant, j'écoute la radio. Ce soir sur RFI, ils ont interviewé une philosophe. Elle parle de l'éveil. Ce sujet m'intéresse énormément. Elle précise que les paroles d'éveil sont les paroles du cœur. Elle a recensé les paroles d'éveils des grands maîtres de différentes religions : chrétiens, tibétains, bouddhistes, juifs, musulmans... Elle trouve qu'il existe une certaine unité et cohérence entre les paroles des maîtres de différentes religions. Je pense que je suis sur le chemin à la recherche de mon éveil.

Annabelle est revenue. Peut-être est-elle rentrée de ses vacances. J'ai de mauvais souvenirs avec elle, car elle refusait de m'aider pour aller aux toilettes. Cependant, hier soir, j'ai remarqué que pour ma nouvelle voisine, elle ne travaille pas du tout de la même manière qu'avec moi. Elle surveille tous les tuyaux de perfusion. Elle examine et vérifie que la sonde gastrique est branchée correctement. Elle propose à ma voisine de lui frictionner le dos. Elle avait même arrangé l'oreiller pour permettre à ma voisine de mieux dormir. Avant de quitter la chambre, elle précise à ma voisine que si elle a besoin d'aller aux toilettes, il lui suffit de l'appeler. Tous ces propos doux et ces actes attentionnés contrastent avec son attitude envers moi. Je me rappelle que pendant son service avec moi, elle venait simplement pour noter des chiffres dans un cahier, c'est tout. Aucun soin particulier, sans jamais me demander si j'avais besoin de quelque chose. J'ai remarqué qu'elle notait de temps en temps n'importe quoi sur le cahier concernant la quantité de sang drainé. Parfois, l'infirmière de la matinée montrait une certaine surprise sur les chiffres notés, car ils semblaient incohérents. En tout cas, j'avais le sentiment qu'elle se foutait complètement de moi. Quand j'appuyais sur le bouton d'urgence, soit elle ne venait pas, soit elle venait dans ma chambre pour me réprimander.

Aujourd'hui, je vois qu'elle peut se comporter complètement différemment avec une autre patiente. J'ai deux raisonnements : soit elle a pris conscience qu'elle ne se comportait pas bien avec moi, et par conscience professionnelle, elle change son attitude; soit plus simplement elle me dénigre parce que je suis une étrangère à ses yeux. Je me demande si elle n'a pas deux manières de traiter les patients en fonction de leur couleur de peau. Pour moi, c'est une forme de racisme presque criminelle envers les hommes et les femmes vulnérables. Car les mauvais soins des infirmières peuvent provoquer de graves handicaps pouvant même aller jusqu'à provoquer la mort. Je me demande si ce genre de drame ne se serait pas déjà produit ?

Ce week-end est très différent du week-end précédent. Il ne fait pas trop chaud. Le ciel est gris et pluvieux. C'est un climat plus tôt clément pour les malades. Je me rappelle le week-end du 13 et 14 juillet. C'était l'enfer. Il faisait chaud à crever. Le bruit du concert nous empêchait de dormir. J'entendais les rires des infirmières dans leur bureau. Et nous étions trempés de sueurs. Personne n'était venue me tourner le dos ou me donner une friction. C'était quatre jours après ma grande opération à cœur couvert. J'étais cloué au lit. Je ne pouvais même pas bouger d'un centimètre à cause de ma cicatrice sur la poitrine. Je souffrais de douleurs partout. Je me souviendrais à vie de ce week-end, de la fête nationale française. La nuit du 13 juillet, la mort se rapprochait, un cauchemar.

À notre étage, le nom de Monsieur Roland apparaît souvent dans la bouche des infirmières. Un jour, j'ai entendu une petite conversation entre infirmières dans le couloir. L'une s'exclamait avec un ton moqueur : « pour Monsieur Roland, si tu lui demandes de se laver tout seul, il ne le fera pas. » L'autre rajoute : « Monsieur Roland fait encore sa crise. » Une autre fois, en pleine nuit, alors qu'il faisait une chaleur à crever, l'alarme d'une machine de surveillance du cœur retentit. Annabelle accourra dans la chambre, pour crier au patient : « Monsieur Roland, qu'est-ce que vous êtes en train de faire, vous mettez de l'eau partout. » J'imagine que Monsieur Roland avait peut-être soif, et qu'il souhaitait simplement boire de l'eau. Immobilisé, comme moi, personne ne venant l'aider, il a essayé d'attraper un verre, puis il a renversé le verre par accident. Ce Monsieur Roland est arrivé dans ce service à la même période que moi, il est encore là, comme moi. Peut-être a-t-il attrapé une infection ? Olivier m'a dit que durant la première semaine, il voyait souvent un homme grand, la cinquantaine qui se promenait souvent dans le couloir. Il marchait à grande pas. Mais la deuxième semaine, on ne le voyait plus.

Ce matin, très tôt, j'ai pris pour la première fois depuis 17 jours une douche de la tête jusqu'au pied. Quelle douceur de laisser couler l'eau sur mon corps longtemps emprisonné par les tuyaux. C'est une sorte de purification, les impuretés et les mauvaises odeurs se dissipent. L'eau masse mes muscles inertes et réveille ses sensibilités petit à petit. Je me sens renaître. Après ma douche, je marche tranquillement dans le couloir. Tout est calme. Certaines chambres sont encore dans la pénombre, d'autres sont éclairées, les aides-soignants commencent leurs soins matinaux.

Je suis allée plusieurs fois à la selle. Cependant, la couleur m'inquiète. Car elles sont noires. Je demande tout de suite à l'infirmière de venir voir. J'ai peur que cela soit un signe d'infection. Marie-Hélène est arrivée, elle me dit en souriant que ma selle est noire, parce que j'ai pris beaucoup de fer. C'est vrai, hier soir, on m'a perfusé un sac noir de fer.

Enfin, je suis soulagée. J'ai l'impression que mon corps est en train de se purifier. J'évacue tous les maux, toutes les toxines et toutes celles qui sont noires. Aujourd'hui, je sens une purification de l'esprit allant jusqu'au bout de mon corps. Je me sens libérée et propre.

Anida, une infirmière basanée avec une couette derrière la tête, porte des pantoufles roses. Quand elle me fait une piqûre, Je ne sens rien. Elle est sûre d'elle et fait toujours les soins avec bonne humeur. Elle passe dans ma chambre avec le médecin du soir pour la visite habituelle. Au moment où le médecin allait m'interroger, son portable sonne. Du coup, il sort pour répondre. Anida reste avec moi, je ne peux pas résister de lui dire : « Anida, je trouve que vous êtes belle et que vous êtes vraiment une bonne infirmière, quand je vous vois, vous me faites penser aux poupées Barbies. » Elle sourit, puis elle me dit « Merci, ma fille adore les poupées Barbies. » Je suis très contente de lui dire ce que je pense.

Aujourd'hui, tout se passe agréablement bien. J'ai une discussion intéressante avec ma voisine Emma. C'est une femme intelligente, pleine de tendresse et avec beaucoup de compassion pour les hommes. Elle a une voix douce. Nous discutons de tout, de nos familles, de notre vécu, de nos doutes et de notre santé. Je n'ai jamais été aussi proche de quelqu'un en si peu de temps. Je lui raconte mes problèmes de santé, mon opération et mes infections. Malheureusement, vers 12h00, la prise de température inquiète énormément ma voisine, car elle a de la fièvre. Les larmes lui montent aux yeux. Elle tremble. Elle a peur d'attraper une infection suite à son opération. Elle connaît mon histoire, en plus, elle est persuadée qu'on attrape plus facilement des microbes à l'hôpital qu'ailleurs. Elle m'a raconté qu'une de ses petites cousines, opérée de l'appendicite, est tombée malade un mois après son opération à cause d'une infection. Toutes ces histoires l'inquiètent. J'ai essayé de la consoler.

Une fois à la radio, une philosophe racontait une expérience de jeunesse. Quand elle avait 18 ans, elle était attirée par les maîtres de différentes cultures. Au départ, elle doutait de ce qu'ils racontaient. Mais dès qu'on accepte la situation telle qu'elle est, qu'on essaie de comprendre que l'homme est imparfait, qu'on s'accepte tel que l'on est. À partir de ce moment, on peut vivre en paix avec soi. C'est comme maintenant, j'accepte cette opération, j'accepte les douleurs, j'accepte que les infirmières peuvent parfois être méchantes envers moi. Je n'ai plus de rancune ni de reproche. L'hôpital est un monde où l'homme peut passer facilement de la vie à la mort. Sauver la vie, protéger la vie, c'est mon dernier souhait avant de quitter ce lieu.

Le soir, Clément m'a appelé. Il dit : « Maman, tu sais ce que j'ai rêvé ? J'ai rêvé que Maman est rentrée à la Maison. »

Épilogue

Ce témoignage est un signal d'alarme pour toute personne qui travaille dans le milieu médical. Il y a des reproches, mais aussi des remerciements. À l'hôpital, les malades sont dans une défaillance physique extrême. Tous les petits détails font partie du soin. La notion de « prendre soin » des malades est primordiale dans l'ensemble des tâches post-opératoires.

Cette nouvelle relate une expérience hospitalière comme tant d'autres personnes peuvent la subir suite à une lourde opération à l'hôpital. Elle est écrite, avec un sentiment authentique et sincère, au jour le jour suivant le cheminement vers la guérison. Les noms des personnages sont volontairement été changés par l'auteure.

www.ingramcontent.com/pod-product-compliance
Lightning Source LLC
Chambersburg PA
CBHW021907170526
45157CB00005B/2002